Ռiil. 7u

AF493541

BIBLIOTHÈQUE POPULAIRE
DES CONNAISSANCES MÉDICALES
N° 8

DÉPÔT LÉGAL
Seine & Oise
N° 104

LA MENSTRUATION
ET
L'AGE CRITIQUE

PAR

LE Dr CAUFEYNON

PRIX : 1 FRANC

PARIS
NOUVELLE LIBRAIRIE MÉDICALE
39, Rue de Trévise, 39

LA MENSTRUATION

ET

L'AGE CRITIQUE

T31 349 (8)

Docteur CAUFEYNON

LA MENSTRUATION ET L'AGE CRITIQUE

BIBLIOTHÈQUE NATIONALE
RF
IMPRIMÉS

La femme nubile
Causes des règles. — Durée du deuxième âge
Hygiène de la menstruation
et de la ménopause

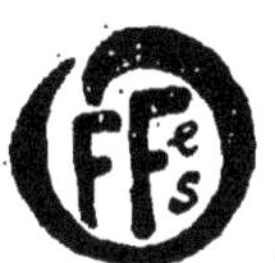

PARIS
OFFENSTADT & Cie, ÉDITEUR
39, RUE DE TRÉVISE, 39

I

NATURE SPÉCIALE DE LA FEMME

Sensibilité morale de la femme. — Influence de la matrice.

Si l'homme est destiné, par sa nature, au travail, à l'emploi des forces physiques, à l'usage de la pensée, à se servir de la raison et du génie pour soutenir la famille dont il est le chef; la femme a le dépôt de la génération. C'est pourquoi elle a des organes analogues aux fonctions qui lui sont dévolues. Elle avait besoin d'un bassin spacieux qui se prêtât à la dilatation de la matrice pendant la grossesse et au passage du fœtus dans l'accouchement; aussi le tronc de la femme est plus large que celui de l'homme, de là, cette taille svelte et cette élégance de membres, avec la souplesse et l'aisance dans les mouvements, la légèreté, la grâce, résultats naturels de la molle flexibilité de l'organisation féminine.

La différence des moyens constitue le sexe, dont l'essence ne se borne point à un seul organe, mais s'étend, par des nuances plus ou moins sensibles, à toutes les parties, de sorte que la femme n'est pas seulement femme par un seul endroit, mais encore par toutes les faces par lesquelles elle peut être envisagée.

La sensibilité de la femme est inséparable de son sexe, l'impression vive que lui fait la vue d'un objet aimé ou odieux, une odeur forte ou désagréable, un bruit soudain, la mobilité de son caractère, de son humeur, de ses goûts, de ses penchants, la véhémence passagère de quelques passions, le rôle qu'elle a joué dans l'histoire des folies humaines, tout en elle prouve des organes faciles à exciter.

Mais lorsque ces mouvements de sensibilité se réfléchissent vers l'utérus, *cet animal indocile* entre en fureur, s'agite et ébranle tout le corps ; c'est le centre d'où partent une multitude d'irradiations nerveuses, surtout à l'époque de la nubilité et dans diverses circonstances. C'est par les communications de cet appareil d'organe avec le système nerveux abdominal, que l'utérus est intéressé dans presque toutes les affections de la femme, de sorte que la sensibilité hystérique semble être non seulement son état le plus naturel, mais peut-être l'une de ses perfections même. En effet, qui lui inspire le désir de plaire, si ce n'est l'influence secrète de l'organe sexuel ? D'où s'élèvent les ardentes émotions de la jalousie, ou de cette tendresse affectueuse, ce penchant à s'émouvoir, sinon de ce foyer de sensibilité ?

Non seulement l'amour sexuel, mais celui de la maternité, ou des enfants, celui même de la dévotion ne sont pas exempts de ces rapports merveilleux avec l'organe utérin et ses dépendances. Qu'on examine cette tendre mélancolie, ces talents soudains, qui fermentent et éclatent tout à coup chez plusieurs filles, vers l'époque de la puberté, qu'on suive la chaîne des idées, des sentiments qui accompagnent l'explosion de cette floraison du physique et du moral ; ce délire érotique, cette fièvre de vie qui semble enivrer cette vierge, naguère si timide ; qu'on en voie d'autres, plongées dans les langueurs, s'abandonner à des goûts absurdes et dépravés, et l'on reconnaîtra combien tantôt l'oisiveté, tantôt l'atonie, les divers tiraillements nerveux de la matrice, affectent toute l'économie de la femme. Enfin, lorsque l'âge détruit en elle la vie de cet organe et l'espérance des plaisirs, lorsque l'écoulement des règles a cessé avec la faculté de concevoir, la mort du système sexuel semble rapporter un surcroit de force dans tout le reste de l'organisme.

Cette seconde vie de la femme, cette influence, cette réaction puissante, cet empire pour ainsi dire absolu de l'organe utérin, qui est propre à la femme, présentent les traits les plus saillants de son caractère physique. *Le mâle n'est mâle qu'en certains moments, mais la femelle est femelle pendant toute sa vie*, et c'est à cette influence de l'utérus qu'il faut attribuer cette vérité ; c'est elle qui rappelle ainsi la femme à son sexe d'une manière continuelle et donne à toutes ses manières d'être une physionomie si prononcée.

Cette autre vie, dont l'influence modifie et maîtrise toutes les fonctions chez la femme, loin d'être uniforme dans tous les individus, y offre, au contraire, deux extrêmes bien opposés : l'excès et le défaut de sensibilité,

Dans le premier cas, elle s'annonce dans la plus tendre jeunesse, par des désirs vagues et concentrés, par la recherche des sensations vives, par une grande disposition à l'amour et par une menstruation précoce et orageuse.

Dans l'âge adulte, elle se manifeste par des affections morales ou des passions indomptables.

L'action de la matrice a encore son réveil, ses repos, ses intermittences, ses accès et ses redoublements ; d'où encore une foule de variétés dans la constitution, depuis l'indolence et l'apathie, jusqu'à l'hystérie la plus violente.

Diderot a bien senti et bien exprimé les effets de ses réactions. Voici de quelle façon il s'exprime à ce sujet :

« La femme porte au-dedans d'elle-même un organe susceptible de spasmes terribles, disposant d'elle et suscitant dans son imagination des fantômes de toute espèce. C'est dans le délire hystérique qu'elle revient sur le passé, qu'elle s'élance dans l'avenir, que tous les temps lui sont présents. C'est de l'organe propre à son sexe que partent toutes ses idées extraordinaires. La femme, hystérique dans sa jeunesse, se fait dévote dans l'âge avancé ; la femme à qui il reste quelque énergie, dans l'âge avancé, était hystérique dans sa jeunesse. Sa tête parle encore le langage des sens lorsqu'ils sont muets. Rien de plus contigu que l'extase, la raison, la prophétie, la révélation, la poésie fougueuse et l'hystérisme. »

« Lorsque la Prussienne Carth lève son œil vers le ciel enflammé d'éclairs, elle voit Dieu dans le nuage ; elle le voit qui secoue un pan de sa robe noire, des foudres qui vont chercher la tête de l'impie. Cependant, la recluse dans sa cellule se sent enlevée dans les airs, son âme se reperd dans le sein de la divinité, elle se pâme, elle se meurt !.... Ensuite, elle redescend sur la terre, elle parle, ô joie ineffable ! On l'écoute, elle est convaincue, elle persuade. La femme dominée par l'hystérisme éprouve je ne sais quoi d'infernal et de céleste ! »

Telle est la nature morale du sexe féminin ; la femme est donc un être extrême dans ses affections et ses qualités naturelles ; rarement elle conserve ce milieu de froideur et d'indifférence dont la raison de l'homme tire tant d'avantage et de force pour affermir ses jugements puisés dans la juste balance de l'équité.

II

ÉTAT PHYSIQUE DE LA PUBERTÉ

Développement des organes et des facultés.

Au moment de la puberté, la compagne de l'homme, qui jusque là semblait à peine différer de lui, sort de la vie commune aux deux sexes et revêt les importantes attributions de l'espèce. Dès lors les jeux simples de l'enfance ne suffisent plus aux jeunes filles, c'est vainement qu'elles tâcheraient d'y trouver les moyens de dissiper ce trouble naissant dont elles se sentent affectées; ils n'ont plus le pouvoir de les intéresser, et cette différence s'étend même jusque dans les rapports qu'elles ont avec les jeunes amies moins âgées qu'elles, mais dont la société et la conversation avaient naguère pour elle tant d'attraits.

Elles deviennent timides, réservées, distraites et nerveuses ; elles désirent moins le plaisir que le bonheur et le besoin d'aimer leur fait chercher la solitude, et ce nouveau besoin qui trouble leur cœur et l'occupe tout entier, devient pour elles, s'il n'est pas satisfait, une source de désordres et de dérangements de toute espèce.

Leur imagination naturellement vive et mobile ne fait qu'accroître leur trouble et ajouter leur embarras en les empêchant de fixer d'une manière invariable leurs idées sur un point quelconque; de là ces goûts bizarres, ces sentiments de joie, de tristesse ou de colère, auxquels elles s'abandonnent brusquement pour le plus léger motif.

Cependant cette pénible incertitude ne tarde pas à se dissiper, la jeune fille commence à entrevoir l'objet de ses désirs. Elle sent même qu'elle chercherait vainement à résister au besoin de se rapprocher d'un sexe que son imagination ardente lui présente sous les couleurs les plus belles et les formes les plus séduisantes.

Mais la conformation physique et extérieure de la jeune fille s'accomplit en même temps que ces changements dans les facultés intellectuelles. Les organes chargés de concourir, chez la femme, d'une manière directe et positive à l'œuvre de la reproduction, n'attendent pas, pour sortir de leur nullité, dont semblait les avoir frappé la nature, pendant la première période de la vie, que le sentiment moral de l'amour s'exprime avec une grande énergie ; ils se ressente de la première secousse du cerveau et, comme si la nature semblait réellement être moins occupée du bonheur des femmes que de nos propres agréments, l'excitation se porte d'abord sur celles de ces parties qui doivent frapper également les yeux.

En effet, dès le moment du premier soupir de la jeune fille, ou même seulement de cette inquiétude vague qu'éprouve d'abord sa taille, par un mouvement rapide, par un accroissement considérable, une secousse générale est imprimée à toute la masse du tissu cellulaire, qui s'arrange et se modifie dans toutes les parties du corps, remplit les interstices des muscles, les intervalles des os et se groupe autour de chaque partie qu'il rend plus saillante et dont il dessine les formes.

Ce même tissu, en se développant, arrondit le cou, lie tous les traits du visage dont une chevelure ondoyante relève l'éclat, va se perdre sur les épaules et se prolonger vers les bras pour former ces contours fins et déliés. Les muscles de la glotte reçoivent aussi un accroissement et des modifications sensibles qui donnent de l'éclat et de la force au timbre de la voix. Les yeux acquièrent une expression jusqu'alors inconnue et semblent communiquer cette étincelle électrique, cette flamme amoureuse, ce besoin d'aimer enfin, dont ils expriment si bien l'ardeur.

Jusqu'alors, le système des organes de la reproduction était resté dans une sorte d'apathie et participait peu à l'accroissement de la sensibilité générale. Maintenant la matrice se gorge de fluides et devient le siège d'une concentration puissante d'excitabilité, qui semble diriger vers elle toutes les forces de la vie. Cet excès de vitalité se transmet aux parties génitales et elles en ressentent presque instantanément de remarquables et d'importantes modifications. Le tissu cellulaire qui environne les parties génitales extérieures, recevant une plus grande quantité de graisse, gonfle et rend plus étroits les ouvertures et les canaux qui en font partie.

Le duvet qui garnit l'extérieur grandit, devient plus épais, et prend une couleur prononcée. Les os du bassin s'évasent, s'agrandissent et se consolident, ce qui permet à la matrice, qui jusqu'alors était retenue plus haute, de venir se loger directement entre la vessie et le rectum.

Ainsi tous les organes sexuels, qui pendant l'enfance étaient dans un minimum d'action, en reçoivent un maximum à la puberté, entrent souvent dans un état de réveil, d'érection et de prurit ; ils n'existent plus au second ordre, au contraire, ils dominent bientôt toute l'économie animale ; ils font fleurir et briller tous les charmes de la jeune fille.

On doit remarquer cependant que, lorsque les facultés vitales s'accumulent, pour ainsi dire, aux organes sexuels, chez les jeunes filles, à l'époque de la menstruation, les autres fonctions languissent souvent. La digestion devient moins facile, le besoin d'aliments se fait moins fréquemment sentir et la fillette est en proie à une foule de maux.

Les glandes mammaires se ressentent de prime abord de l'excitation générale ; dans ce moment les lobes dont elles se composent augmentent de volume et sont séparés par des pelottes graisseuses assez considérables ;

les vaisseaux artériels entrent en érection. Le mamelon grossit, rougit, prend une sensibilité assez vive, qui sympathise avec les organes utérins.

Enfin, par un développement rapide, ces organes s'arrondissent, se moulent et s'élèvent gracieusement, en formant au-dessus du thorax des saillies bien prononcées, qui remplissent avantageusement le premier vœu de la nature, sont aussi un des premiers ornements de la beauté.

Tous ces phénomènes sont les avant-coureurs du flux menstruel, signe caractéristique, ou mieux, complément de la puberté.

III

LE FLUX MENSTRUEL

Exaltation des parties sexuelles. — Effets du flux sur la santé. — Le nouveau mode de vitalité de la matrice.

Dans la constitution de l'espèce humaine, la femme est sujette à un écoulement de sang qui revient exactement tous les mois et dont les retours périodiques sont, depuis la puberté, c'est-à-dire depuis l'âge de 14 ou 15 ans, jusqu'à celui de 45 ou 50, une fonction caractéristique nécessaire au sexe et à laquelle toutes les autres fonctions semblent subordonnées et que la périodicité de son retour a fait désigner sous le nom de règles.

Lorsque les femelles d'animaux entrent en chaleur, les parties de la génération sont le siège d'une irritation bien marquée. Les forces vitales de ces parties s'exaltent, il survient un gonflement, une augmentation de sécrétion et, par suite, un écoulement séreux et même sanguinolent, avec exsudation d'une humeur qui attire le mâle par un charme irrésistible.

Un nouveau besoin, celui de l'amour, répond constamment à cette disposition des organes, un phénomène de premier ordre, et non moins lié à des circonstances d'amour physique, se manifeste chez les femmes, à l'époque de la puberté et, se renouvelant ensuite avec régularité, revient périodiquement tous les mois, d'où le nom de menstruation donné à ce nouvel événement de la vie, dont les retours assurent le développement des charmes et la conservation de la santé. C'est en effet une source de santé que cet écoulement, et celle-là ne peut guère être notablement altérée sans que la menstruation n'éprouve quelque changement, et les lésions de cette fonction influent toujours sur l'exercice des autres.

L'observation atteste en effet que, depuis son apparition jusqu'à sa cessation naturelle, hors du temps de la grossesse et celui de l'allaitement, le flux menstruel est le régulateur de la santé des femmes ; sa suppression ou son dérangement ne manquent guère d'altérer la santé.

Le phenomène de la menstruation dépend d'un nouveau mode de vitalité de la matrice. Cet organe paisible, végétant et solitaire chez la petite fille, acquiert, aux approches de la puberté, une activité plus grande et porte au loin ses effets et sa réaction. Dès ce moment, si la nature n'est pas gênée dans l'accomplissement de ses lois par quelque obstacle extraordinaire, la femme ne tardera point à subir, pour la première fois, la révolution menstruelle, qui n'est autre chose qu'une exaltation de la sensibilité, une irritation vive, une sorte de maladie de l'utérus, que l'écoulement sanguin termine par une véritable crise.

L'écoulement menstruel n'est pas un phénomène local et isolé. Plusieurs phénomènes généraux et locaux le précèdent et le préparent. Quelquefois un état fébrile ou plusieurs affections spasmodiques et nerveuses servent de prélude à ce nouveau travail de la réorganisation. Lorsque d'ailleurs l'ordre et la marche de la nature ne sont pas intervertis, la révolution menstruelle n'est pas une véritable maladie.

Un ou deux jours avant l'apparition de cet écoulement, les parties génitales externes, c'est-à-dire la vulve, les grandes et les petites lèvres, le clitoris, la muqueuse vaginale, présentent une légère tuméfaction, une chaleur vive et de la turgescence, qui s'étendent jusqu'au col de la matrice, leur sécrétion est augmentée. Les parties génitales internes participent encore davantage à cet état inflammatoire, l'utérus augmente de volume et s'abaisse au point que que son col est plus rapproché de la vulve; les lèvres de ce col sont tuméfiées, légèrement ramollies; l'orifice est entr'ouvert et élargi transversalement.

Pendant que les organes de la génération deviennent le siège de ces phénomènes appréciables à l'exploration directe, la femme éprouve une douleur gravative obtuse dans les lombes, aux aines, dans le bassin et le fondement.

Elle ressent aux parties génitales une chaleur insolite, elle se plaint de douleurs vagues, de lassitude dans les membres, principalement aux cuisses et aux jambes. Elle est privée de sommeil, sa tête est pesante, chaude, douloureuse, sa respiration est moins libre qu'à l'ordinaire ; souvent les urines coulent involontairement.

Les seins augmentent de volume et deviennent douloureux au toucher, leurs reliefs s'accroissent à mesure que la matrice a plus d'activité. Le pouls est dur, inégal ; quelquefois la physionomie de la jeune fille offre une expression toute nouvelle, ses yeux sont en feu. Une hémorragie active de l'utérus termine ensuite cette série de phénomènes par une crise et, à mesure que le sang s'écoule, l'exaltation vitale diminue, le pouls devient plus souple, l'œil est moins animé, et un croissant livide en circonscrit la partie inférieure et tout semble annoncer dans la femme un état d'accablement et de langueur.

L'écoulemement utérin se manifeste d'abord par un léger écoulement vaginal, séro-sanguinolent, qui ne paraît même que par intervalles. Le deuxième jour, le liquide est moins séreux et paraît d'une manière presque continue ; le troisième jour, c'est du sang qui s'écoule sans interruption ; le quatrième jour le sang sort en moindre quantité et seulement par intervalles. Le cinquième et dernier jour, il ne reste qu'un flux liquide séreux, sanguinolent peu considérable et ne se montrant que par intervalles.

La turgescence des organes ne cesse que lorsque l'écoulement sanguin commence à décroitre.

IV

ÉPOQUE DES PREMIÈRES RÈGLES

Influence des climats et du milieu social. — Exemples de précocité extraordinaire.

Nous avons dit que la première apparition des règles avait lieu de 12 à 14 ans; cette époque présente de nombreuses variations, suivant la constitution, le tempérament du sujet, le climat qu'il habite et son genre de vie.

La première menstruation est d'autant plus précoce qu'on avance vers le Midi. Les filles des climats qui avoisinent l'Equateur, tels que l'Ethiopie, celles de l'Egypte et de l'Inde, etc., des pays les plus méridionaux de l'Europe, sont réglées dès l'âge de 10 ans et même très souvent plus tôt, tandis que dans les contrées septentrionales, telles que la Suède, le Danemarck, etc., la menstruation n'a lieu qu'à une époque déjà avancée dans la vie des filles, qui le plus ordinairement ne sont réglées qu'entre 16 et 18 ans; mais loin que cette tardive apparition des règles nuise à la fécondation des femmes du Nord, elle semble au contraire en multiplier les heureux produits.

Les femmes des pays septentrionaux, en général fortes et bien constituées, étant et plus longtemps et plus exactement réglées que celles du Midi, il en résulte que les premières sont plus fécondes et de plus mettent au monde des enfants plus vigoureux.

Des causes opposées ont dû amener des

effets absolument contraires dans les climats voisins de l'équateur ; si dans ces contrées l'accroissement est plus rapide, l'existence y est en général plus courte. Les femmes à peine sorties de l'enfance, y deviennent mères, mais elles perdent de bonne heure la faculté d'engendrer et passent presque subitement de leur aurore à leur déclin. Le vif penchant aux jouissances, dans les deux sexes, produit, sous ces climats, une énervation mutuelle ; il en résulte aussi que la production n'est pas proportionnelle à la fréquence des unions.

Un grand nombre de faits remarquables nous démontrent la possibilité de certaines menstruations trop précoces, même en pays tempérés. Un médecin de Montpellier raconte avoir connu une jeune personne de onze ans, qui était devenue enceinte des œuvres d'un jeune homme qui n'en avait pas plus de seize.

On lit dans l'histoire de l'Académie des sciences, qu'une petite fille fut réglée huit jours après sa naissance, et à l'âge de quatre ans, elle avait trois pieds et demi de haut et des membres proportionnés à sa taille, les organes de la génération étaient aussi développés qu'à 18 ans. Velpeau cite une fille de la Havane ayant ses règles à 18 mois ; Haller parle d'une jeune fille Suisse qui accoucha à 9 ans.

Parmi les circonstances qui tiennent à l'état social, telles que l'éducation, la nature particulière des aliments, les différentes espèces d'exercices journaliers, la première est certainement la plus influente. Ses résultats sont tels, que les jeunes filles élevées dans le sein des cités populeuses, où tout ce qui les environne tend à exciter prématurément l'organe de l'intelligence, sont constamment réglées trois ou quatre ans plus tôt que celles qui passent leur enfance dans la tranquillité de la vie des champs.

Ainsi, il n'est pas rare de rencontrer à Paris, et cela surtout dans les rangs élevés de la société, des jeunes filles qui éprouvent à 10 ans les premiers signes de la puberté, et qui, à 14 ans, sont tout à fait capables d'être mères ; tandis qu'on observe fréquemment dans les campagnes, des jeunes filles qui ne sont réglées qu'à 17 ans et qui jouissent néanmoins d'une santé robuste. Ces dernières trouvent, il est vrai, une cause de retard dans la frugalité de leur nourriture et dans le genre d'exercices auxquels elles se livrent.

En effet, les travaux des champs, en plein air et au soleil, fixent longtemps les forces vitales sur les organes de la locomotion et excitent vivement la transpiration insensible qui remplace jusqu'à un certain point, ou diminue le flux menstruel.

Les filles qui usent d'une nourriture forte et succulente, de liqueurs spiritueuses, celles qui fréquentent les bals, les sociétés, les spectacles, sont nubiles plus promptement. Toutes ces circonstances, qui excitent fortement l'imagination, exercent une influence spéciale sur les organes utérins, augmentent leur sensibilité et déterminent une menstruation précoce et trop souvent laborieuse.

V

CAUSES DES RÈGLES

Opinion des anciens. — Maléfices attribués au sang menstruel. — Son impureté. — Dangers du coït en temps menstruel. — L'ovulation cause des règles. — Effets des règles sur la femme.

Longtemps les auteurs ont été divisés sur la source du sang des règles ; les uns les faisaient venir du col de l'utérus seulement, d'autres des parois et d'autres enfin de la totalité de la matrice. Cette dernière opinion a prévalu et les docteurs modernes s'accordent à regarder la menstruation comme une simple exhalation sanguine qui s'opère à la membrane muqueuse qui tapisse l'intérieur de l'utérus.

Cette évacuation est absolument de la même nature que toutes les hémorragies actives des membranes muqueuses, et n'a, par elle-même, aucune des qualités malfaisantes et merveilleuses que la plupart des auteurs anciens lui avaient accordées.

Aristote, Pline, de Columelle, de Barricole et d'autres, attribuaient mille vertus au sang des règles. Hippocrate le comparait à celui des victimes qu'on immolait aux dieux ; suivant lui, il se coagulait très promptement quand la femme était saine, caractère qui n'appartient qu'au sang des règles pur.

D'autres ont regardé ce liquide comme l'excrément le plus impur qui pût sortir du corps humain et dont les qualités délétères devaient inspirer l'horreur et exiger les plus grandes précautions.

Telle était, sans doute, l'opinion des Israélites et de quelques peuplades africaines, dont les législateurs séquestraient les femmes pendant leurs règles.

Quelques partisans outrés, ou admirateurs passionnés de tout ce qui concerne le sexe, ont poussé l'aveugle crédulité jusqu'à proposer le sang menstruel comme le philtre le plus propre à inspirer l'amour, et même comme une panacée, ou remède contre toutes les maladies.

Ici, c'est une femme réglée qui ne peut entrer dans un laboratoire de chimie, dans une laiterie, dans une cuisine sans altérer les liqueurs sucrées qui fermentent, sans faire tourner la sauce ou aigrir le lait ; là une femme n'a qu'à parcourir, durant ses règles, les allées de son jardin nu-pieds, les seins découverts et les cheveux épars, pour frapper d'une mort soudaine des nuées de chenilles qui désolent la végétation.

Mais il n'en est pas moins vrai que le sang menstruel éprouve parfois des changements et des altérations suivant une infinité de circonstances. Il est des femmes qui exhalent, pendant leurs règles, une odeur si forte, qu'elles en deviennent rebutantes, surtout quand elles n'ont pas soin de se laver et de changer de linge. On pourrait, en quelque sorte, comparer ces femmes aux femelles des animaux, dont l'odeur attire les mâles, quand elles sont en chaleur. Combien ne pourrait on pas citer de maris qui ont gagné des écoulements aigus pour avoir cohabité avec leurs épouses pendant qu'elles étaient réglées !

C'est évidemment l'idée de cette impureté qui dicta à Moïse les lois imposant à l'époux de se séparer de sa femme pendant l'époque menstruelle. C'est cette même cause qui fait que, dans certaines contrées de l'Afrique centrale, les femmes et les filles sont obligées de s'abstenir de toutes fonctions domestiques et obligées même de porter un signe qui avertisse les hommes de les éviter.

Mais de ce que les règles ont pu avoir des qualités nuisibles ou vénéneuses dans certains cas, néanmoins assez rares, s'en suit-il qu'on doive les considérer comme une véritable dépuration ? Si cette conclusion était vraie, que faudrait-il penser des femmes pendant leurs grossesses et l'allaitement ; car tout le monde sait qu'elles sont rarement sujettes aux règles dans ces deux états ? — Elles retiendraient donc le germe de la plus funeste corruption, et par conséquent, le plaisir le plus naturel, celui d'être mère, serait aussi le plus perfide et le plus meurtrier, puisqu'il exposerait la femme aux plus terribles maladies en l'empêchant de se débarasser des impuretés menstruelles ; quelle absurdité !

Quant aux éruptions dont la peau se couvre quelquefois pendant la rétention des règles, elles indiquent simplement la sympathie qui lie la matrice avec toutes les parties de l'être et ne prouvent point la virulence de cette excrétion.

Quoi qu'il en soit, l'homme doit s'abstenir de toute démonstration amoureuse envers la femme au moment de ses règles ; quand cette réserve ne serait commandée que par l'intérêt de la femme à laquelle on fait courir tous les dangers d'une secousse nerveuse, parce que la susceptibilité est alors prodigieusement augmentée.

Une autre raison de respecter le temps de cette évacuation périodique, c'est qu'en approchant d'une femme à cette époque, on l'expose à des hémorragies graves en augmentant l'irritation naturelle qui y attire les fluides ; d'ailleurs, cette jouissance ajoute encore à la fatigue qu'entraîne à sa suite cette incommodité accidentelle de la femme.

En général, les femmes qui usent fréquemment du coït, de liqueurs spiritueuses, qui réveillent l'imagination par des images obscènes, etc., sont abondamment réglées, c'est ce qu'on observe chez les prostituées, chez les femmes galantes. Il est d'autres causes qui augmentent le flux sanguin ; c'est de cette manière qu'agissent une nourriture abondante, toutes choses égales d'ailleurs, que celles qui sont naturellement froides et indifférentes pour les hommes.

L'évacuation est moins abondante chez les femmes de la campagne que chez celles des villes, soit en raison de leurs exercices continuels, soit parce qu'elles sont exemptes des vices des agglomérations urbaines.

Assez souvent les règles deviennent moins abondantes à mesure que les femmes avancent en âge ; celles qui ont eu un grand nombre d'enfants présentent aussi quelquefois ce même phénomène.

Il est des femmes qui sont vivement portées à l'acte vénérien pendant qu'elles ont leurs règles, si alors elles écoutent cette sensation et cherchent à la satisfaire en y suppléant par des jouissances contre nature, cette irritation des organes peut les faire dégénérer en pertes dangereuses à plus d'un titre.

D'anciens auteurs ont écrit que les causes de la menstruation étaient dues aux désirs amoureux qui déterminent l'afflux du sang, l'érection, le gonflement de la matrice, l'irritation des vaisseaux par le séjour du sang, leur contraction et l'écoulement de ce liquide. D'autres pensaient que les règles étaient dues à une érection périodique, que cette érection, acte remarquable de la vie particulière de l'utérus, arrivait à maturité à l'époque de la puberté.

Un grand nombre ont regardé la menstruation comme une véritable maladie et affirmé qu'il a dû exister une époque où les femmes n'étaient pas sujettes à ce tribut incommode; que le flux menstruel, loin d'être une institution de la nature, est au contraire un besoin factice contracté dans l'état social.

Le docteur Virey remarque, avec raison, qu'il est plus que probable que les habitudes sociales, en modifiant la constitution de la femme civilisée, en la disposant aux maladies, ont dû rendre le flux menstruel plus abondant chez celles-ci que parmi d'autres qui vivent dans l'état de la nature. Le fait est même constant ; mais il y a loin de cette circonstance, remarquable sans doute, à un ordre de choses tout différent,

Il est d'observation constante que toutes les femmes son menstruées ; elles l'ont été dans tous les âges du monde connu ; le livre le plus ancien, la Bible, fait mention formelle de ce phénomène, et lorsque Moïse dictait ses lois aux Israélites, la civilisation était trop peu avancée chez le peuple de Dieu, pour qu'on puisse supposer qu'elle eut déjà opéré un changement dans l'état physiologique de la femme.

Toutes les théories qui ont été données de ce phénomène ne nous paraissent pas avoir grande importance. Il faut donc simplement s'en rapporter aux lois générales de la vie. Tout démontre l'intime union qui existe entre les lois physiologiques qui président aux fonctions de la matrice et celles qui gouvernent les autres fonctions de l'économie. Il n'est pas nécessaire d'expliquer des opérations que la nature prépare dans le silence et sur lesquelles elle jette un voile impénétrable.

Cependant, on peut affirmer que la pléthore est nécessaire pour amener les règles, comme la pléthore ou la congestion est nécessaire pour amener la sécrétion. Dans ce cas, cette surabondance n'est pas plus la cause de la sécrétion que dans l'autre elle n'est la cause des règles ; c'est seulement une des conditions voulues pour que l'une ou l'autre de ces fonctions s'exécute. Aujourd'hui, on sait que les menstrues ne sont qu'un phénomène périodique d'une fonction qui commence à la puberté et finit à l'âge critique.

Cette fonction consiste dans la production et le développement des vésicules de l'ovaire, elle amène périodiquement une vésicule, et par conséquent un œuf en maturation à la surface de l'ovaire, pour y être expulsé ou détruit par la phlegmasie et la rupture de la vésicule (voir le volume de la *Procréation*). Ce dernier acte étant la transmission de la formation et de l'évolution de chaque vésicule et de l'ovule qu'elle contient, ne peut être continu, il s'accomplit à des époques régulières : c'est à lui que se rattache la turgescence hémorragique de tout l'appareil génital, dont le flux menstruel est le résultat.

En effet, chez les filles impubères, le développement de l'ovaire est peu considérable et les vésicules n'existent pas. Comme aussi chez les femmes ayant dépassé l'âge critique, les vésicules sont absentes dans les ovaires. Au contraire, on constate toujours la présence des vésicules dans les ovaires des femmes menstruées.

Une citation remarquable d'un auteur allemand est celle-ci : — «. . . . La génération domine tellement chez la femme, que, hors de la grossesse et de l'allaitement, celle-ci tombe dans un état voisin de la maladie, qui ne cesse que par la mise en jeu d'une activité analogue à cette fonction. La femme porte en elle-même une telle surabondance de force plastique, tendant à la conservation de l'espèce humaine, que quand cette force ne peut pas atteindre son but proprement dit, elle est obligée de se répandre pour ainsi dire en une excrétion particulière, qui leur facilite cependant les moyens d'arriver à ce but. La formation de la substance vitale du sang est si abondante ici, que si cette substance ne peut point être employée à la conservation de l'espèce, elle sort de son cercle et détermine la seule hémorragie qui soit normale ».

On pourrait dire que la nature, en produisant l'évacuation menstruelle chez la femme, a voulu assurer une plus grande fécondité à l'espèce humaine, parce qu'il est prouvé que les femmes ne sont jamais plus disposées à devenir grosses qu'après chaque évacuation menstruelle.

Pendant tout le temps de la menstruation, les femmes sont faibles, plus délicates, plus impressionnables, car la moindre émotion morale arrête et supprime chez elles l'écoulement menstruel ; tous les organes participent plus ou moins à l'affection de l'utérus, et il n'est pas difficile à un observateur de reconnaître cet état, non seulement au rythme du pouls, mais encore à l'altération du visage et même du son de la voix ; en effet, les femmes présentent extérieurement un aspect de souffrance, un air de langueur qui se montre dans leurs traits, et qui se caractérise surtout par une teinte bronzée autour des yeux. Les rides du visage sont plus prononcées, les yeux plus ternes, les mouvements sont plus lents et moins énergiques.

Le système nerveux éprouve presque toujours l'influence de la fonction menstruelle ; on le reconnaît à la susceptibilité nerveuse extrême qui rend les femmes plus sensibles à toutes les impressions morales pendant les règles ; les organes des sens sont aussi plus irritables et les passions plus impétueuses ; il se manifeste quelquefois des accidents spasmodiques pour la moindre cause ; l'imagination prend une activité insolite, quelquefois même, elle devient désordonnée.

Les femmes sont sujettes alors aussi à

des caprices très singuliers, à des goûts bizarres, à un changement dans leur caractère, qui devient enclin à la tristesse, à l'hypocondrie, plus irrascible et plus susceptible d'émotion.

VI

DURÉE DU DEUXIÈME AGE

La précocité cause de brièveté. — La régularité et l'amour. — Action sur le système nerveux. — L'amour physique. — Effets de la continence et des abus.

En cherchant à déterminer l'âge auquel se montre la première apparition des règles chez la femme, nous avons vu que dans nos climats on n'aperçoit ordinairement les premiers signes de la puberté que vers l'âge de 12 à 14 ans, mais que cette époque varie par toute la terre : 1° d'après le degré de température du climat ; 2° par la quantité et la qualité de la nourriture ; 3° selon le développement des facultés morales ; 4° selon la nature du tempérament.

Ce n'est pas un avantage pour les femmes que la précocité du développement de leurs parties génitales ; au contraire, celles qui deviennent pubères de bonne heure sont aussi, par cette raison, vieilles et impuissantes de bonne heure aussi, tandis que celles dont la puberté est lente et tardive, conservent leur vigueur, leur jeunesse et leurs forces génératrices jusque dans un âge avancé.

Une loi générale est que plus la jeunesse des femmes est courte et rapide sous les cieux des tropiques, plus la vieillesse est communément longue. Comme leur vieillesse est plus précoce, elle est moins vieillesse que la nôtre, les cheveux des femmes ne blanchissent pas aussi vite que les nôtres et leur vie s'écoule moins vite que la nôtre.

Sous un ciel brûlant et dont l'action toujours excitante exalte et abrège la vie, le deuxième acte de la vie, cette saison la plus agréable et la plus heureuse de l'existence, se passe bien plus promptement; dès l'âge de 25 ans, la femme présente les symptômes d'une vieillesse prématurée; la beauté et la raison, les charmes physiques et les grâces de l'esprit sont des avantages qu'elle ne peut jamais rassembler pour son bonheur et pour celui de l'homme, réduit par cette circonstance au physique de l'amour et des plaisirs qui excitent fortement les sens, mais qui laissent le cœur oisif et tranquille.

Lorsque la nature suit directement sa marche au milieu des phénomènes réguliers et favorables de la menstruation, les plaisirs de l'amour compétent, par un ébranlement devenu nécessaire, cette suite d'actions et de mouvements que la puberté avait imprimés à l'imagination.

Lorsque le vœu de la nature est rempli, elle semble négliger les moyens par lesquels elle est parvenue à ce but ; la femme perd à peu près l'éclat primitif, la force expansive diminue, se ralentit et une placidité désagréable succéderait à la souplesse et la fermeté élastique dont étaient doués les organes, si cet embonpoint qu'amène ordinairement l'âge adulte ne les soutenait et n'en imposait pas un certain état de fraîcheur.

Ces nouvelles révolutions ne sont pas toujours aussi subites ; plusieurs femmes doivent même aux plaisirs de l'amour une beauté plus éclatante, et la continence n'est pas toujours un moyen assuré de conserver plus longtemps l'éclat de leur première jeunesse ; néanmoins, la fréquence des spasmes de la volupté ne tarde pas à diminuer l'épanouissement extérieur et la vitalité du tissu cellulaire ; et en général, les femmes douées d'une complexion amoureuse, ne conservent pas aussi longtemps leur fraîcheur ; tandis que l'élasticité des contours annonce une constitution froide et des sens auxquels il est difficile de faire éprouver de fortes impressions.

La conception, la grossesse, l'accouchement, qui ne sont que les suites des rapports sexuels, se renouvellent plus ou moins pendant le deuxième âge ; ils en précipitent le cours chez plusieurs femmes, qu'une faiblesse radicale, le mauvais emploi de leur vie, ou la misère rendent incapables de subir impunément ces grandes révolutions.

Pendant toute la deuxième période, le moral de la jeune femme n'est pas moins intéressant que le physique. Lorsque la marche de la nature n'est pas dérangée et que les avantages qui peuvent favoriser le développement intellectuel se trouvent réunis, la femme, considérée sous ce rapport, présente alors plusieurs aspects différents.

Les habitudes changent insensiblement, les jeunes filles sont plus réservées, leur curiosité s'éveille et devient plus active, le besoin d'émotion est alors le plus pressant de tous les besoins. Le désir de plaire est aussi plus vif, si une occupation profonde n'occupe pas exclusivement la sensibilité.

L'état le plus convenable après la puberté c'est l'état du mariage. Si les vœux de la nature ne sont pas remplis, si, en refusant de satisfaire le besoin impérieux de l'amour, au contraire, on détourne cette surabondance de vie qui cherche à se propager et à se répandre, les organes de la reproduction acquièrent alors, dans les deux sexes, une énergie trop considérable, se dérangent par une accumulation du principe et l'irritabilité, et dans leur réaction violente et désordonnée, bouleversent, agitent de leur trouble tous les points de l'organisme.

Cette action des organes reproducteurs sur le système nerveux, cette sensation intérieure constituent l'amour physique ; les effets généreux de son intensité dans les effets du célibat forcé et de la virginité par la crainte des préjugés, ne sont pas extrêmement semblables dans les deux sexes et présentent des phénomènes qui méritent d'être comparés.

Chez plusieurs animaux, le besoin de se reproduire, le rut et les actions qui en dépendent, ont généralement un caractère remarquable de violence et d'énergie. Dans plusieurs espèces, les mâles n'expriment même le besoin nouveau qui les tourmente que par des courses impétueuses, des fureurs et même souvent des convulsions ; les oiseaux, surtout, présentent des exemples d'amour violent.

Le besoin de l'amour est rarement accompagné, pour l'homme, de circonstances semblables. Cependant, si l'action des parties génitales domine au point de former un tempérament érotique bien caractérisé, si une imagination ardente et un célibat forcé ajoutent à la force de ce tempérament, ses irradiations deviennent bientôt excessives et déterminent un désordre général, des fureurs, du délire, et quelquefois même un état continu d'aliénation.

Les éclats de la puberté, dont on a journellement des exemples sous les yeux, prouvent la réalité de l'effet impérieux et tyrannique de cet organisme, de même que la fureur du rut observé chez les animaux.

La fièvre chaude et séminale s'empare des bons mâles à l'âge de la puberté, les organes de la génération, sans cese en jeu, raniment et échauffent les parties, c'est le moment ou les forces sensibles ne s'occupent que des préparatifs pour la génération ; la passion de se reproduire gagne l'homme intérieur, ces accès se terminent par une manière de convulsion générale et presque épileptique.

Une continence absolue peut occasionner d'autres effets dont il serait facile de citer des exemples : Buffon parle d'un ecclésiastique, qui, désespéré de manquer trop souvent aux devoirs de son état, se castra lui-même.

Les irradiations, les réactions incessantes des organes de la reproduction ont encore plus d'empire sur la constitution des femmes. Du moment où cet appareil est entré en fonction, il envahit en quelque sorte tout l'organisme, et le gouverne, le modifie et quelquefois le dérange et le bouleverse, soit parce que non convenablement exercé, il végète et languit, soit parce que irrité, exalté, il communique à toutes les parties, et notamment au système nerveux, le trouble et les fureurs dont il est tourmenté. Dans ces derniers cas, et lorsque cette exaltation de l'appareil est au plus haut degré, il en résulte ce qu'on appelle la *fureur utérine*. (Voir *Perversion sexuelle*, *Nymphomanie*.)

D'autres phénomènes très variés peuvent être rapportés à la même cause ; différentes observations sur les maladies occasionnées par le célibat ou par jouissances incomplètes et superficielles du cloître, formeraient un catalogue effrayant.

Hoffman nous a donné l'histoire d'une religieuse qui fût sujette pendant longtemps à des accès d'hystérie, qui ne cessaient que par une excitation des organes primitivement affectés et dont la force d'irritabilité, accumulée et concentrée par la continence, avait besoin d'être employée et dépensée par les impressions du plaisir.

Tissot a cité un autre exemple non moins remarquable : c'est celui d'une jeune fille qui, forte de sa religion et de ses préjugés, résistait au tempérament le plus érotique ; mais qui était sujette à des jouissances involontaires, et souvent déterminées par la seule odeur de son confesseur, que d'ailleurs sa décrépitude et son aspect hideux rendaient moins propre à rallumer les feux de l'amour qu'à les éteindre.

Malgré les changements opérés dans les mœurs, les médecins ont encore souvent l'occasion de constater par plusieurs exemples, les effets dangereux et le désordre qui résultent d'une oisiveté absolue, ou d'un emploi non convenable des organes de la reproduction chez les femmes.

D'un autre côté, les premières jouissances, la conception, la grossesse, l'accouchement, deviennent souvent des phénomènes critiques pour plusieurs maladies ; quelquefois même, l'appareil féminin acquiert à l'insu de plusieurs femmes une énergie, un excès de vitalité, qui devient pour elle la source de plusieurs indispositions ; cet appareil, dans d'autres circonstances, réagit plus fortement à différentes époques, au moment de la puberté, lors de chacune des révolutions menstruelles; dans le temps critique enfin; si, comme on l'a dit, les femmes partagent tous nos maux et se voient encore assujetties à des maux qui ne sont que pour elles, c'est en partie à la réaction des organes générateurs qu'il faut attribuer ce surcroît d'infirmités.

C'est aussi de la même cause que nous ferons dépendre plusieurs particularités de l'intelligence et des passions de la femme, et nous ne craignons pas d'assurer que, dès le moment où les organes qui caractérisent essentiellement ces êtres si sensibles, jouissant de toute la plénitude de leurs forces vitales, la femme ne cesse d'être en leur puissance qu'au moment où, devenue inhabile à la vie de l'espèce, elle a subi impunément la révolution de son dernier âge et use paisiblement alors la vie individuelle que la nature lui abandonne, et pendant la durée de laquelle les femmes diffèrent moins, sous tous les rapports, du sexe opposé.

VII

LA FEMME MARIÉE

Le but primitif. — Danger de la précocité. — Le célibat dangereux. — Les unions disproportionnées.

Les qualités nouvelles que l'être pubère vient d'acquérir lui ouvrent une carrière toute différente de celle qu'il a parcourue jusqu'alors, et ces qualités lui montrent non seulement des besoins à satisfaire, mais lui imposent même des devoirs, des liens qui, dans l'ordre moral, lui étaient absolument étrangers avant cette époque. Ces liens légalisés sont soumis chez toutes les nations civilisées à des règles dont la plupart sont invariables, constituent le mariage.

La reproduction est le but primitif de cette réunion ; c'est la relation la plus douce et en même temps la plus naturelle.

Le premier besoin des cœurs ainsi rapprochés, est d'unir leurs liens, leurs vœux, leurs projets, leurs espérances. Le premier désir que la nature suggère à l'homme, est de partager le sort de la femme, avant de partager le sort de ses semblables ; car, selon la juste remarque d'Aristote, l'établissement de la famille doit précéder celui de la cité.

Le célibat n'est honoré que parce qu'il est devenu un point de religion, établi en loi sur une vicieuse interprétation de quelques paroles mystiques prétendues sacrées. Ne sont-ce pas des vues bizarres d'une perfection chimérique et un bien étrange abus de la raison. qui ont porté les fondateurs de certaine religion, à regarder comme une brutalité ou une souillure du corps l'acte qui nous reproduit ?

— « Ne sommes-nous pas bien brutes, dit Montaigne, que de nommer brutale l'action qui nous fait ? La philosophie ne va point contre les volontés éternelles, pourvu que la mesure y soit jointe, et en prêche la modération, non la fuite ! »

L'homme ayant sur les animaux le privilège de faire l'amour en tous temps et son imagination irritant encore des organes trop actifs, il en résulte que, semblables à ces insectes qui s'éteignent après avoir propagé, il pourrait souvent trouver la mort dans l'excès même de la vie, sans les conseils de la raison : la raison, pour calmer ces transports et pour d'autres buts attachés, soit à l'état social soit à la nature de l'homme, a imaginé le mariage.

Chose digne de remarque, les hommes sont portés au mariage dans les pays libres, pauvres et où les mœurs sont respectées, ils sont portés au célibat là ou les mœurs sont corrompues, où règnent le luxe et toutes les superfluités de la vie.

Le célibat entraîne naturellement à sa suite l'adultère et la prostitution, dont la multiplication dissuade de plus en plus les hommes du mariage. Cette promiscuité des sexes ôte aux enfants le respect qu'ils doivent à leurs parents et aggrave la dissolution des mœurs jusque dans la racine des générations naissantes.

L'époque du mariage ne doit pas suivre nécessairement le moment immédiat de la puberté ; quelle que soit l'époque légale, il est toujours prudent de mettre entre le moment de cette apparition et l'instant du mariage, un intervalle de deux ans, car ce n'est en général qu'alors que le flux menstruel a pris la régularité qui lui est convenable et qu'une jeune fille a touché au terme de son entier accroissement.

Rarement avant cette époque sa constitution a acquis cette plénitude, pour ne pas dire cet excès de forces vitales, nécessaire à la reproduction de l'espèce et si le travail indispensable de la nature, occupée du complément de son organisation, est troublé par les jouissances prématurées du mariage, elle aura mille dangers à courir dans sa nouvelle position. Devenue enceinte, elle ne pourra supporter qu'avec la plus grande peine, et aux dépens de sa santé, les incommodités sans nombre inséparables de cet état; elle sera sujette aux avortements et aux pertes, et les douleurs de l'enfantement lui coûteront peut-être la vie.

Une circonstance analogue rend la grossesse et l'accouchement dangereux chez les femmes même bien conformées, c'est celle que présente l'âge avancé auquel elles se marient. Tous les praticiens s'accordent à dire que les femmes qui conçoivent pour la première fois, près du terme ou leur fécondité doit naturellement cesser, sont, plus qu'à un autre âge, exposées à l'avortement et aux conséquences fâcheuses d'un accouchement laborieux.

N'aurait-on pas le droit de reprocher à nos institutions de n'accorder aucune garantie sociale positive à une jeune fille, victimes de l'ambition, que des parents avides font passer, au printemps de sa vie, dans le lit d'un mari hideux ou d'un vieillard décrépit ? Ce oui, arraché dans le trouble d'un moment d'illusion et prononcé dans l'émotion de la crainte, sous les yeux sévères de parents despotes, ne forme-t-il pas souvent un contraste frappant avec l'intention de la loi, ou ne peut-il pas même, dans certains cas, être regardé comme une véritable infraction à son texte qui déclare : (Art. 164)... — Il n'y a pas de mariage, lorsqu'il n'y a point de consentement ? — Cette condition ne manque-t-elle pas, quand il n'y a d'un côté qu'aversion et dégoût, et de l'autre violence et séduction ?

Quant au mariage d'une jeune fille avec un homme qui a dépassé la soixantaine, union dont on trouve de fréquents exemples, il nous semble que, du moment où l'homme n'est plus habile à l'acte de la reproduction, la sainte institution du mariage est profanée.

Quelques-uns objecteront que plusieurs vieillards ne cherchent dans ces unions disparates qu'un moyen d'honorer et de récompenser la vertu. La bienfaisance désintéressée trouve d'autres moyens que des engagements pénibles et irrévocables ; elle sait qu'il existe des voies de franche adoption, et elle trouvera qu'il y a plus de gloire à faciliter à une jeune fille les moyens d'obtenir un époux de son choix, qu'à établir sur elle, au poids de l'or, un droit légal de possession. A ceux-là on peut adresser la véhémente apostrophe d'un écrivain :

« — Vieillard irréfléchi qui, à l'exemple « de nos patriarches, cherchez à soutenir « votre existence par *l'haleine des jeunes* « *filles et la transpiration qui émane de* « *leurs corps*, soyez assez juste, du moins, « pour ne pas trouver extraordinaire cer- « tains tourments que vous vous créez vous- « même. N'oubliez pas que, si la nature a « comblé de tous ses dons votre jeune « épouse, c'est dans l'intention secrète

« qu'elle devienne la tige d'une postérité
« saine et vigoureuse ; et que, si nos lois
« ont été assez injustes pour l'immoler à
« vos vains caprices, la raison l'excuse de
« soupirer après le nom sacré de mère et
« de porter ses désirs vers les jouissances
« autorisées par toutes les lois par la per-
« pétuité de l'espèce,.. Je pense que vous
« m'aurez facilement compris ! »

VIII

LA PUDEUR

Précaution de la nature. — Le frein des passions. Excitation du mâle.

La nature a pris pour la conservation des espèces des précautions plus grandes que pour celle des individus. Ainsi dans chaque espèce animale, l'attrait qui pousse les deux sexes à se réunir est la passion la plus indomptable. Or, dans la nature humaine, la force de cette passion la rend dangereuse, il est nécessaire qu'il y ait des causes naturelles ou artificielles qui retardent le plus possible l'éclosion et l'essor d'une passion aussi redoutable que l'amour sexuel La pudeur est une barrière élevée à cette intention.

Chez la femme la pudeur est généralement plus forte que chez l'homme, mais aussi elle a des tendances à fléchir plus souvent. Quelle que soit la force de la pudicité chez la femme, due à l'instinct, à la prudence ou au devoir, il lui arrive de s'atténuer devant des circonstances particulières, dans le mariage par exemple.

L'amour peut amener le même résultat ; le besoin d'intérêt personnel, le fainéantisme et les motifs frivoles, tels que l'amour de la parure ou même la simple curiosité poussant la femme à sortir des bornes de la pudeur.

La pudeur est un sentiment naturel, mais il est certain que s'il ne l'était pas, les femmes l'inventeraient par coquetterie ; elles savent trop bien que ce que l'on cache a plus de prix encore que ce que l'on montre, et que si la vue des nudités éveille des désirs lascifs et violents, la grâce qui se voile en partie a une action plus profonde et plus pénétrante : « Les femmes, dit Lucrèce, cachent soigneusement l'arrière-scène de la vie à ceux qu'elles veulent retenir et lier d'un puissant amour. »

« Les femmes font tant de cas de la pudeur, qu'elles veulent toutes en avoir, même celles qui, en fait d'hommes, ne craignent que les voleurs. (Charles Lemesle.) »

Il est un admirable instinct de la nature, celui d'offrir les premières affections de l'amour sous les traits d'une apparente aversion, et d'éloigner d'abord les sexes pour les réunir ensuite avec plus d'impétuosité. La jeune fille fuit afin d'être poursuivie, et, si le jeune homme se retire, elle revient à lui ; elle semble détester ce qu'elle aime et vouloir aimer ce qu'elle hait. Plus elle se jette en un sens opposé de son penchant, plus elle en dévoile la véhémence. Elle n'aime jamais mieux que quand elle affecte de haïr, et celui qu'elle repousse le plus est celui qu'elle aime davantage.

Si la nature inspire la résistance au sexe qui doit être vaincu, c'est pour ajouter à l'intensité d'un sentiment si généralement utile dans le système de ses opérations ; elle gagne à tous ces artifices. En effet, l'amour s'éteint lorsqu'il est trop facile, les obstacles de la pudeur l'enflamment.

Cette disposition était nécessaire pour le maintient de l'espèce humaine ; car l'homme ne pouvant engendrer que dans certains moments, mais la femme pouvant être prête à toute heure, il fallait que le premier sollicitât, que le second semblât refuser pour stimuler davantage les désirs.

Si, par un arrangement contraire, la femme eût recherché et si l'homme n'eût pu refuser (ne fut-ce que par amour-propre), il aurait été bientôt épuisé, détruit, et le genre humain eût succombé par les moyens mêmes destinés à le perpétuer.

IX

HYGIÈNE DE LA MENSTRUATION

Influences pernicieuses, physiques et morales. Rapports sexuels pendant les règles.

Dans les conditions les plus ordinaires et les plus habituelles de la vie, la femme doit observer certaines précautions quand s'approche l'époque des règles, et surtout quand le moment est arrivé. Elle doit éviter le refroidissement, la fatigue, les émotions vives, toutes choses qui peuvent amener une perturbation dans la fonction qui se prépare ou qui est déjà en exercice.

L'impression du froid intense devient facilement la cause d'une suppression subite de l'écoulement menstruel, et cette suppression peut avoir des conséquences très fâcheuses. Le moindre inconvénient de l'impression du froid est d'occasionner des coliques, la suspension de l'écoulement, suivie de malaises généraux et quelquefois d'accidents inflammatoires.

La fatigue corporelle est moins dangereuse que le froid, et agit généralement en sens inverse, c'est-à-dire en provoquant des pertes trop abondantes. A la campagne, les femmes ne se gênent pas pour se livrer à toutes sortes d'occupations pendant leurs règles ; mais si le plus souvent elles n'en sont point incommodées, on en voit pourtant qui ont des accidents pour ce motif. Les femmes des villes, qui sont plus délicates et moins habituées à la fatigue, la supportent moins facilement et ont le plus souvent besoin de repos pendant leur période critique. Tout exercice violent peut leur devenir nuisible, surtout quand il est accompagné d'efforts. Pour ce motif, elles doivent éviter les courses prolongées, le mouvement d'une voiture cahotante, l'exercice du cheval, etc. On comprend aisément que l'écoulement menstruel n'étant qu'une crise de l'ovulation, que des secousses violentes peuvent troubler cette dernière opération de la nature, et occasionner des épanchements de sang intérieurs, de l'inflammation, des accidents nerveux. Il n'est pas dit pour cela que la femme doive conserver l'immobilité pendant ses règles : il y en a chez lesquelles l'écoulement n'est pas facile, si elles ne se donnent pas un peu de mouvement, d'autres qui ont besoin d'un repos parfait pour qu'il ait lieu convenablement.

Les impressions morales vives doivent

être évitées autent que possible. Nous avons dit que la femme, au moment de la menstruation, est plus susceptible, plus irritable, plus nerveuse ; par conséquent, on doit lui éviter tout ce qui peut ébranler profondément son organisme. Les exemples de suppression des règles et de ses conséquences sont nombreux, par suite d'émotion profonde, causée, par exemple, par la mort d'un enfant, d'un parent, l'annonce d'un accident fâcheux, une chute, etc. La femme mérite toute sorte d'égards, au moment de la menstruation, de la part de son entourage ; il faut savoir beaucoup pardonner à une personne qui souffre (chose qui arrive fréquemment pendant les règles) et qui est devenue exceptionnellement plus impressionnable, car dans ce moment la femme est dans un état voisin de la maladie, quoiqu'on ne puisse pas dire, comme on l'a avancé, que la menstruation est une maladie.

A la campagne, la croyance est assez généralement répandue que, pendant les règles, on ne doit pas mouiller les organes de la génération, ni changer de linge de corps. Dans les villes, les soins de propreté sont souvent portés à l'excès. Il y a évidemment exagération de l'un et de l'autre côté. Il n'y a aucun inconvénient à observer la propreté du corps pendant les règles, mais on doit le faire avec certaines précautions. Ainsi, par exemple, l'eau que l'on emploie pour les lotions doit toujours être plutôt chaude que froide. Les teintures, les vinaigres aromatiques ou de toilette, qu'on ajoute quelquefois à l'eau, peuvent devenir irritants ou ne servent guère à atteindre le but qu'on vise : faire cesser l'odeur particulière que la femme répand lorsqu'elle est sous cette influence. Les lavages frais ou froids seront rarement à employer, tout au plus quand la menstruation sera trop profuse ou dans la saison la plus chaude de l'année.

Il n'y a pas d'inconvénient à changer de linge, mais le linge frais ne doit pas être froid, afin de ne pas donner lieu a un arrêt de la transpiration, dont le ralentissement pourrait se faire sentir d'une manière fâcheuse sur la menstruation.

Les injections sont nuisibles, parce que l'effet mécanique du liquide injecté, et par sa température, peut avoir des effets pernicieux. Il en est de même des bains de siège ou des grands bains.

Un point d'hygiène est encore à examiner, c'est celui de savoir si la cohabitation est tout à fait innocente dans ce moment. Nous avons dit que la femme est plus ou moins incommodée, fatiguée ou irritable pendant qu'elle est réglée; dés lors n'est-il pas prudent de s'abstenir? Sans compter que les agitations comme celles qui sont produites par le coït peuvent avoir des conséquences dangereuses. C'est immédiatement après la fin de l'époque, alors qu'on peut supposer la fonction ovulaire accomplie complètement, et où le sens génital est le plus éveillé chez la femme, que la réunion des sexes est sans inconvénients et le plus souvent fructueuse. D'ailleurs, la pudeur des femmes leur permet rarement de se laisser approcher dans le moment des règles, et plus d'une éprouve alors une véritable horreur de l'homme.

Le précepte ou la loi hébraïque, qui défend aux hommes la cohabition aussi longtemps que leurs femmes perdent le sang, et avant qu'elle ne se soient purifiées dans un bain, est certainement basée sur les inconvénients de la réunion sexuelle à ce moment. Dans cette circonstance, comme dans beaucoup d'autres, l'homme aurait à prendre exemple sur les animaux. La femelle ne se laisse pas approcher par le mâle au commencement du rut, alors que les parties génitales sont gonflées et sécrètent abondamment : ce n'est qu'à la fin de cette crise qu'elle se livre entièrement.

X

AGE CRITIQUE

Epoque. — Prédisposition. — Influences diverses. — La ménapouse en âge avancé. — Changement dans l'état de la femme. — Hygiène de l'âge critique.

On a désigné sous la dénomination de *ménapoussès*, âge *critique*, *retour d'âge*, l'époque de la vie de la femme où elle cesse définitivement d'être menstruée. Cette époque a lieu en général vers 45 à 50 ans, ceci observé pour les pays tempérés.

Dans les pays très chauds, la puberté étant plus précoce, les femmes vieillissent plus vite, la ménapouse survient entre 40 à 45 ans. De même dans les pays froids du

Nord, la suppression définitive de la menstruation a lieu un peu plus tard que dans les pays tempérés.

Un grand nombre de causes peuvent contribuer à diminuer ou à prolonger la période de temps pendant laquelle une femme est réglée, il y a d'abord la constitution, le tempérament, puis enfin l'état de santé ou de maladie. Généralement, on pense que plus tôt la femme a été menstruée plus tôt elle cessera de l'être. Si ceci est vrai en général, cette règle a de nombreuses exceptions. C'est ainsi que l'on voit des personnes délicates et impressionnables être réglées de bonne heure et perdre très tard.

On a remarqué que les femmes qui ont eu plusieurs couches, cessent d'être menstruées beaucoup plus tard que celles qui sont restées stériles, ou qui n'ont eu qu'un enfant à un âge peu avancé. Tout d'abord un certain nombre de couches indique un organe bien conformé et bien disposé aux fonctions de la reproduction, tandis que la stérilité absolue a presque toujours pour cause un développement incomplet des organes génitaux, particulièrement des ovaires, ou un vice de conformation.

Une femme qui est devenue mère, jeune, et qui est ensuite stérile, a presque infailliblement une affection utérine ou péritonéale, ou bien elle est sous l'influence de pareilles maladies. Elle perdra ses règles de bonne heure, par suite de l'extinction prématurée du sens génital, à moins qu'elles ne soient entretenues par une autre cause.

Parmi les causes qui peuvent encore donner lieu à la suppression prématurée des règles, il en est de purement accidentelles,

telles que : une émotion profonde, l'immersion subite des jambes dans l'eau froide, un refroidissement général.

La plupart des femmes chez lesquelles la menstruation a été supprimée pour toujours, avant le temps ordinaire, se louent de leur santé, de leur force et sont heureuses d'être délivrées d'une sujétion qui entraîne des malaises et des embarras si nombreux, et prédispose à des maladies graves.

La ménapouse peut se faire attendre plus longtemps qu'à l'ordinaire. Il n'est pas rare de voir des femmes, surtout des femmes délicatement constituées, nerveuses ou maladives, être réglées exactement jusqu'à 54 ans. On cite même des exemples de prolongation de la menstruation jusqu'à 60 et 70 ans. Dans ce cas, il y a eu le plus souvent des intermittences pendant un certain nombre d'années et un retour de pertes plus ou moins régulières à un âge où la nature sexuelle est depuis longtemps endormie. Aussi il est permis de croire que le plus souvent on a été trompé en ajoutant foi à ce qui a été raconté par des femmes de cet âge, qui confondent volontiers tout écoulement sanguin par les parties génitales avec les règles. Il y a cependant des exemples authentiques de femmes qui ont accouché à un âge avancé. Chez elles, l'ovulation a eu lieu ; dès lors, la menstruation était un événement tout naturel. Ces cas doivent être considérés comme des exceptions des plus rares.

On a voulu également faire intervenir une disposition héréditaire dans le temps de la ménapouse. Il est vrai que, parmi les femmes on entend souvent dire : « — Ma mère a été réglée jusqu'à tel âge, ou a perdu à tel âge ; je dois donc m'attendre à subir la même loi. » Les dispositions héréditaires à la perte des règles ne peuvent être fondées que sur une similitude d'organisation et de disposition individuelle, et abstraction faite des causes accidentelles nombreuses qui sont capables de modifier ces dispositions. Avec ces réserves, il est incontestable que l'hérédité doit être prise en considération dans cette question.

La suppression définitive et normale des règles n'a pas ordinairement lieu d'un mois à l'autre ; le plus souvent, la ménapouse prélude par des irrégularités dans le retour périodique des règles, des avances et des retards, des augmentations de pertes ou des diminutions.

Ces préludes, ces dérangements, comme on les appelle, se déclarent plusieurs mois, un an et même plusieurs années avant la suppression définitive.

La façon dont la menstruation s'est établie, la manière dont elle s'est accomplie pendant la seconde vie féminine, les couches que la femme a traversées, les maladies auxquelles elle a été sujette, sa manière de vivre habituelle, et une foule d'autres circonstances, influent sur ce moment important de la vie.

C'est seulement parce qu'elle ne peut se soustraire à ces influences que ce moment devient *critique*, c'est-à-dire entouré de misères et de dangers. Si elle avait pu vivre selon l'ordre de la nature, il est probable que le passage de la vie active au repos des organes reproducteurs aurait été toujours simple et facile.

La cessation de la menstruation indique la cessation de la faculté reproductive. Or,

BIBLIOTHÈQUE NATIONALE RF

la menstruation étant intimement liée à l'ovulation, la suppression de l'une indique généralement la suppression de l'autre.

L'activité des ovaires semble ne s'éteindre que par degrés. Ce qui semble le prouver, c'est qu'après un certain âge, 45 ans par exemple, la femme est raremsnt féconde, quoique réglée encore. Il arrive parfois que, parvenue à cet âge où elle peut espérer le repos, elle conçoit encore une dernière fois, comme une flamme qui, avant de s'éteindre, jette encore une lueur éclatante.

La ménapouse provoque un changement notable dans l'état physique et moral de la femme. Le premier débute vers la 40e année. Il est marqué surtout par une nutrition plus active du corps, par l'accumulation de la graisse dans les tissus, par la perte partielle des cheveux et leur décoloration. Le ventre

www.ingramcontent.com/pod-product-compliance
Ingram Content Group UK Ltd.
Pitfield, Milton Keynes, MK11 3LW, UK
UKHW012052240726
13965UKWH00003B/1228

9 782013 087384